STATISTIQUE D'ARLANC

(PUY-DE-DOME)

ET

PROPRIÉTÉS MÉDICALES

DE SES

EAUX MINÉRALES;

PAR

M. Jules BRAVARD-DERIOLS,

DOCTEUR MÉDECIN DE LA FACULTÉ DE PARIS

ET

PROPRIÉTAIRE DE LA SOURCE ET DE L'ÉTABLISSEMENT

DES EAUX MINÉRALES D'ARLANC.

———— ·◦· ————

Ambert,

IMPRIMERIE DE GRANGIER, LIBRAIRE.

1839.

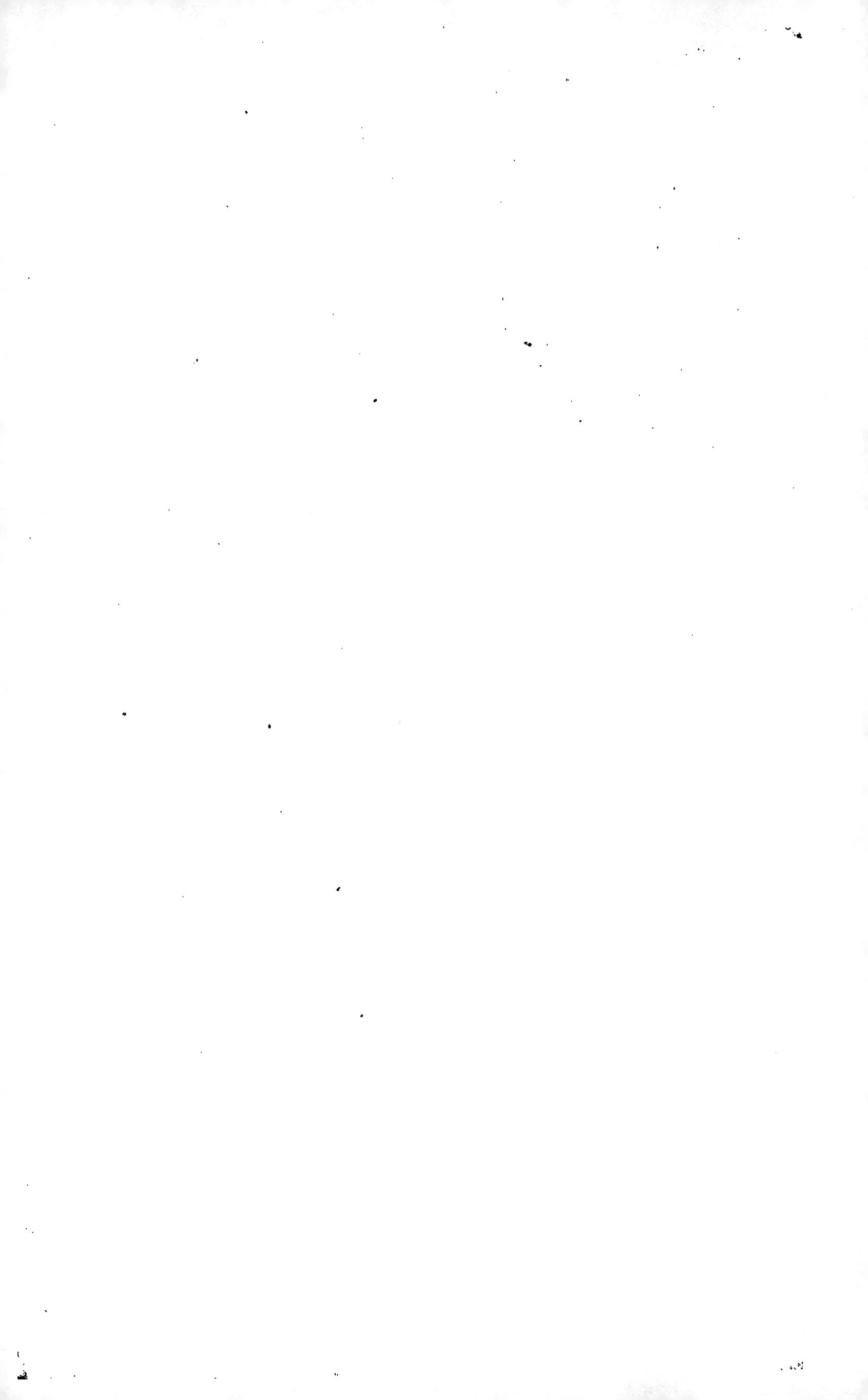

Te 163
152

STATISTIQUE D'ARLANC

ET

PROPRIÉTÉS MÉDICALES

DE SES

EAUX MINÉRALES.

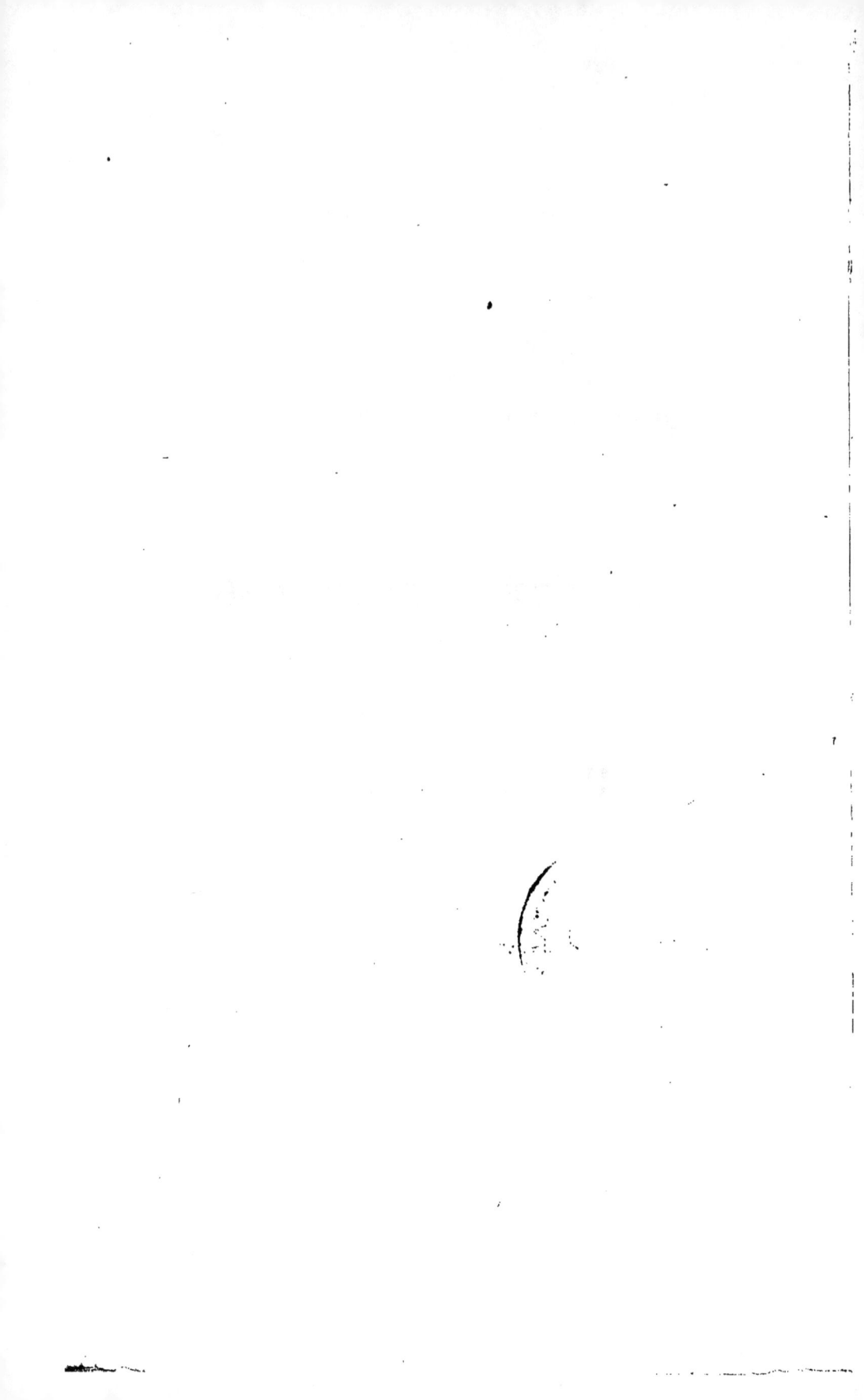

STATISTIQUE D'ARLANC

(*PUY-DE-DOME*)

ET

PROPRIÉTÉS MÉDICALES

DE SES

EAUX MINÉRALES;

PAR

M. Jules BRAVARD-DERIOLS,

DOCTEUR MÉDECIN DE LA FACULTÉ DE PARIS

ET

PROPRIÉTAIRE DE LA SOURCE ET DE L'ÉTABLISSEMENT
DES EAUX MINÉRALES D'ARLANC.

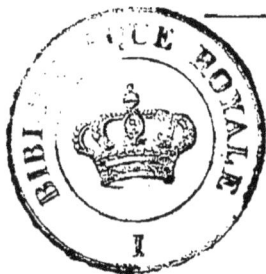

Ambert,

IMPRIMERIE DE GRANGIER, LIBRAIRE.

1839.

AVANT PROPOS.

Pour qu'on puisse proclamer avec sûreté les propriétés médicales d'une Eau minérale, il ne suffit
pas de présenter une ou plusieurs analyses approxi-
matives faites par des pharmaciens ou chimistes
plus ou moins distingués, ni de signaler quelques observations qui peut-être ne doivent être
attribuées qu'à des circonstances accidentelles.
La chimie, il est vrai, a fait des progrès im-
menses. Aussi je conviens qu'il est assez facile
de reconnaître quelles sont les principales substances qu'une Eau contient ; mais pour faire
avec une précision rigoureuse une analyse quantitative, il faut un homme uniquement adonné
à ces sortes de recherches. Celui seul qui s'est
acquis un nom par ses travaux dans cette spé-
cialité, mérite que l'on ajoute foi à l'exacti-
tude d'une analyse par lui faite. En effet, ce

sont les divers éléments qui entrent dans une Eau minérale, et leur plus ou moins grande quantité relative, qui la rendent plus ou moins efficace. Sous ce rapport, l'Eau d'Arlanc remplit toutes les conditions désirables ; le nom du célèbre chimiste qui en a fait l'analyse, M. Baruel, chef des travaux chimiques de la Faculté de Médecine de Paris, à qui la science doit tant et dont elle déplore la perte, ne laisse aucun doute à ce sujet. Les résultats de cette minutieuse analyse ayant démontré les grandes qualités qui doivent recommander les Eaux d'Arlanc à l'attention des Médecins et des malades, j'ai cru devoir prendre ces Eaux pour sujet d'une Thèse présentée et soutenue par moi à la Faculté de Médecine de Paris. J'écris aujourd'hui pour être utile, si je le puis, à mes concitoyens, et non avec la prétention de faire une œuvre littéraire. Persuadé que les Eaux d'Arlanc peuvent rendre de grands services dans le traitement d'un nombre considérable de maladies, j'ai cru que je devais indiquer leurs propriétés à l'expérience et aux lumières de mes Confrères, et que taire leurs bienfaits serait, de ma part, une ingratitude condamnable.

STATISTIQUE D'ARLANC

ET

PROPRIÉTÉS MÉDICALES

DE

SES EAUX MINÉRALES.

CHAPITRE Ier.

Aperçu général de la Contrée.

L'Auvergne est une des provinces de France les plus riches en minéralogie. Telle est l'opinion de plusieurs savants, et particulièrement de M. Monnet dans la relation de ses voyages minéralogiques en Auvergne. « Il n'y a peut-être pas, dit-il, de pays au monde dont le règne minéral offre plus de variétés et de plus grands sujets d'observation que celui de cette province. » Des historiens disent que ce pays était autrefois célèbre par ses mines d'or et d'argent. Aujourd'hui on y trouve seulement des mines de plomb, dont quelques-unes sont assez riches en argent, des mines d'antimoine, des mines de charbon de terre, etc.

Une grande partie de l'Auvergne fut autrefois brûlée par des feux volcaniques. Le foyer que cette terre couvait dans ses entrailles fut immense, et son embrasement, de longue durée, si l'on en juge par les témoignages prodigieux et multipliés qui en restent. Il est peu de pays qui fournissent autant de sources d'Eaux minérales que l'Auvergne. Il semble que toutes ces fontaines suivent la chaîne des montagnes volcaniques. M. Monnet, dans son *Voyage*, dit avec raison que toutes les fontaines minérales de cette province se ressemblent à beaucoup d'égards; qu'elles sont presque toutes gazeuses et ferrugineuses. Il ajoute que l'Auvergne est en cela non seulement la plus riche province du royaume, mais vraisemblablement de l'Europe entière.

C'est dans cette province, à l'extrémité de la partie sud du département du Puy-de-Dôme, à douze lieues de Clermont et à deux d'Ambert, tout près de la petite ville d'Arlanc, que se trouve placée la source d'Eau minérale qui va nous occuper.

Agréablement située sur une colline que baignent, à l'est et à l'ouest, deux petites rivières (Dôre et Dolore) qui, plus bas, se réunissent, la ville d'Arlanc domine une assez vaste plaine, très-fertile, qui se trouve enfermée dans un cercle de montagnes toutes couronnées de bois de pins ; et comme cet arbre ne se dépouille jamais de ses verts rameaux, elle a de tous côtés la perspective d'une majestueuse et perpétuelle verdure.

La position remarquable et pittoresque de cette contrée, n'a pas peu contribué à propager et à faire adopter une très-ancienne tradition suivant laquelle tout le pays n'était autrefois qu'un vaste lac, alimenté par la rivière de Dôre ; un rocher énorme, situé près de la Tour-Goyon, servait de digue à ces eaux. Ce rocher fut coupé, les eaux s'écoulèrent, et il ne resta au fond que le courant de la Dôre ; et c'est, dit-on, à raison de cette transformation, que le pays, délivré des eaux qui le couvraient, reçut le nom qu'il porte encore, de Livradois (*liberatus aquis.*)

Toutes les côtes environnantes étaient surmontées de châteaux, dont il ne reste que des tours tronquées, des murs délâbrés. A ces murs, à ces tours restent encore, à un mètre environ d'élévation du sol, d'énormes anneaux de fer, qui, suivant la même tradition, servaient à retenir et à fixer les barques qu'employaient les Seigneurs de ces châteaux pour se visiter et traverser cette vaste étendue.

Arlanc lui-même a eu aussi son château, situé à la partie la plus élevée de la ville. Il n'en reste plus que quelques tours mutilées. Ses vastes fossés, ses énormes cours sont aujourd'hui plantés d'arbres fruitiers. Il y existe encore un puits d'une dimension, d'une profondeur et d'une construction vraîment remarquables. La position du château était l'une des plus heureuses que l'on pût rencontrer : elle dominait la belle plaine d'Arlanc, que nous pourrions appeler notre *petite Limagne*, à cause de son extrême fertilité, et permettait à l'œil d'embrasser un horison d'une très-vaste étendue. Ce délicieux paysage offre le contraste de la nature toujours jeune et toujous belle, avec la précoce vétusté et la courte existence des monuments que la main de l'homme élève.

Si le voyageur porte ses regards sur les alentours d'Arlanc, un spectacle d'un genre tout autre, et non moins attrayant, appelle et captive son attention. Les côteaux ou les montagnes inférieures qui bordent les hautes montagnes et semblent leur servir de soubassement, ont leur beauté particulière ; les sites singulièrement accidentés y sont multipliés ; une nature agréable et variée s'offre aux yeux du convalescent ; de toutes parts il est environné de cet air pur et vivifiant qui a tant d'influence sur la santé de l'homme. Le naturaliste y trouvera une infinité d'objets curieux ; le paysagiste, des lointains magnifiques, des aspects délicieux, et surtout ce qu'on appelle de belles horreurs. Aucun botaniste n'a encore interrogé notre riche plaine ni nos montagnes sauvages, et cependant des trésors attendent celui qui se livrera à cette étude. La diversité des expositions fait varier beaucoup la nature des végétaux qui y croissent et permet de trouver dans un étroit espace les plantes des contrées marécageuses, celles des montagnes et celles dont les lisières des forêts sont bordées.

Des marchés très-fréquentés appellent, à des époques périodiques et très-rapprochées, dans les murs d'Arlanc, qui est traversé par une route royale, une grande affluence d'habitants des villes et communes environnantes et des départements circonvoisins. Beaucoup d'affabilité, la plus grande simplicité de mœurs, des habitudes paisibles, l'amour du travail, caractérisent son heureuse population (1).

En jetant les yeux sur les habitants d'Arlanc,

---

(1) Un grand nombre de femmes y sont occupées à la fabrication de la dentelle.

on a une juste idée de la salubrité de l'air. La
population y est, en effet, douée d'une constitution forte et vigoureuse, que développent encore
des exercices violents. Nous comptons un nombre
extraordinaire de vieillards sans aucune espèce
d'infirmités. Les maladies qu'on observe sont des
phlegmasies, des hémorrhagies actives, des
congestions sanguines.

CHAPITRE II.

Situation de l'Établissement.

Avant d'exposer l'analyse des Eaux minérales et de tracer les détails de leurs propriétés thérapeutiques, il ne sera pas inutile, je pense, de donner une idée de la situation de l'établissement.

La source, située à dix minutes de distance de la ville, et qui était autrefois en plein champ, est aujourd'hui renfermée dans un vaste clos. Un très-grand bâtiment, destiné à loger les buveurs, est situé sur la route royale de Paris à Marseille; un chemin uni, bordé d'acacias, conduit, par une pente peu rapide, au pied de la source. Des promenades embellies par de larges allées d'arbres d'espèces variées, une salle de danse ombragée par des platanes, et divers jeux, offrent aux Buveurs un exercice non moins agréable que salutaire. A quelques pas de là se trouve une campagne remarquable par la richesse et la variété de ses agréments; les familles qui désireront jouir des charmes et de la tranquillité d'un séjour champêtre, y trouveront des appartements commodes et agréables : rien ne manquera à leurs besoins.

Les Eaux minérales, qui n'étaient autrefois contenues que dans un réservoir décou-
vert, étaient exposées à l'air libre ; aujour-
d'hui la fontaine est construite en pierres de
taille, et les Eaux sont préservées de toute
atteinte extérieure ; elle présente la commodité
d'une petite promenade circulaire. L'eau coule
par quatre robinets placés à différentes hau-
teurs, ce qui fait qu'elle se renouvelle sans
cesse et jouit d'une limpidité et d'une force
extraordinaires.

Deux vastes établissements de Bains d'eaux
naturelles fort bien tenus sont déjà en activité. Il reste à organiser des Bains d'eaux minérales, de vapeur, et des douches ; c'est ce
dont je vais très-incessamment m'occuper. On
pourra alors combiner des fumigations de
toute espèce, des douches variées, et vaincre avec
plus de facilité encore les dartres, les gales,
les affections vénériennes invétérées et grand
nombre de maladies qui résistent souvent long-
temps aux Eaux minérales administrées seulement sous la forme de boisson. Dans cet établissement, qui, je pense, sera mis, avec tous ses
compléments, à la disposition des malades dans
la saison de 1840, tout ce qui concerne la salubrité et la propreté pourra défier les investi-
gations de la critique la plus sévère.

CHAPITRE III.

Propriétés physiques et chimiques des Eaux minérales d'Arlanc.

Propriétés physiques.—L'eau de la source d'Arlanc est froide, parfaitement limpide, très-abondante, inodore, incolore ; elle bouillonne constamment ; elle est d'une saveur très-acidule, faiblement astringente sur les lieux. Nous verrons plus tard qu'après avoir subi un transport, elle a seulement un goût acidule très-prononcé et très-agréable ; exposée à l'air, elle se couvre d'une pellicule légèrement irisée, et forme un dépôt de matière jaunâtre produite par l'oxide de fer.

Propriétés chimiques. — L'analyse, comme nous l'avons dit dans *l'avant-propos,* a été faite par le célèbre BARUEL, chef des travaux chimiques de la Faculté de Médecine de Paris.

En voici le résultat :

Acide carbonique	1 °,	7870 ᵐ
Carbonate de fer	0	1550 ′
——— de chaux	0	1460
——— de magnésie.	0	1250
——— de soude.	0	2720
Chlorure de sodium	0	0440
Silice . . . . , . . .	0	2500
Matières organiques, quelques traces.	2,	7790

CHAPITRE IV.

Appréciation de l'action médicale des Eaux minérales d'Arlanc.

On a vanté sans mesure, on a dénigré sans justice les Eaux minérales, tantôt en les appliquant à toutes les maladies, tantôt en rapportant leurs effets à l'influence seule du voyage ou de la distraction. Très-souvent sans doute ces circonstances accessoires doivent être comptées pour quelque chose. Aussi, l'avouerons-nous, l'action médicamenteuse de ces Eaux est beaucoup secondée par le changement d'air, de régime, d'habitudes; par la régularité dans les heures du lever, du coucher, des repas; par les réunions, les fêtes, les bals et autres moyens de distraction, enfin par l'espoir d'une guérison prochaine. Mais l'influence des Eaux n'en est pas moins irrécusable; leurs effets thérapeutiques se manifestent chaque jour de plus en plus; chaque jour on est témoin des cures merveilleuses obtenues par leur emploi. Les eaux minérales sont d'autant plus précieuses, qu'elles agissent contre toutes les affections chroniques, c'est-à-dire celles contre lesquelles le médecin est le moins puissant.

Les Eaux d'Arlanc ont une antique renom-
mée, et cette célébrité, elles la justifient tous
les jours de plus en plus. Ne voulant pas dépas-
ser les limites dans lesquelles je dois me renfermer, je me contenterai de déclarer qu'un
grand nombre de personnes, d'après leur propre
affirmation, sont redevables à l'usage de ces
Eaux, d'un retour complet à la vigueur première
de leur constitution.

M. LAVERNIÈRE, receveur de l'enregistrement
à Arlanc, tourmenté depuis assez long - temps
par de fréquentes coliques néphrétiques, qui le
faisaient cruellement souffrir, se mit à boire de
ces Eaux ; sous peu de jours il y eut expulsion
de plusieurs petits calculs. Une fois débarrassé de
ces pierres, il ne ressentit plus aucune douleur.
Depuis ce temps sa santé est excellente; mais re-
connaissant envers la fontaine qui fut sa bienfai-
trice, il en emploie presque continuellement l'eau
comme boisson ordinaire.

M. DE ROSTAING, ancien curé d'Ambert, pu-
bliait partout qu'il ne devait la vie qu'à ces eaux.
S'il allait diner chez un de ses amis, il ne s'em-
barquait jamais sans en emporter avec lui une
ou deux bouteilles. Il était atteint d'un catarrhe
vésical chronique; ses urines étaient rares, elles
sortaient parfois goutte à goutte avec une sensation de chaleur très-vive au méat urinaire.

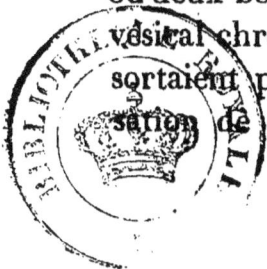

2

Les Eaux d'Arlanc lui furent conseillées; il en fit usage à la dose d'une bouteille à une bouteille et demie par jour, et sous peu tous ces symptômes disparurent. Les urines sortirent par jets, il n'éprouva plus ni sensation de chaleur, ni agitation; et, à simple titre de précaution, il continua d'en faire usage.

Il a tenu à bien peu que, comme celles de Vichy, qui furent visitées par les princesses filles de Louis XV, les Eaux d'Arlanc ne devinssent célèbres en obtenant, antérieurement à cette époque, le séjour d'une femme dont la faveur était grande à la courde ce monarque.

Cette dame (1) dont la naissance ne répondait ni à ses titres ni à sa fortune, avait été liée dans sa jeunesse avec une certaine Mme Gauthier, marchande, et qui faisait un commerce de blondes avec Mr.... d'Arlanc. Ce Mr.... qui allait quelques fois à Paris, voyait la dame Gauthier pour leurs affaires réciproques. Celle-ci était assez communicative; d'ailleurs elle était souffrante, et l'être souffrant trouve un certain soulagement à se plaindre. Elle se plaignit donc à Mr.... de ses maux dont elle ne dissimula pas la cause. Il lui dit alors qu'il y avait dans

(1) Madame de Pompadour.

son pays des Eaux minérales réputées très-sa-
lutaires pour cette indisposition, et que si elle
voulait les essayer, il lui proposait de la rece-
voir chez lui. L'offre acceptée, les Eaux furent
prises avec succès. La dame Gauthier, dans son
séjour à Arlanc, avait fait des achats de blondes;
à son retour, elle fut en offrir à Versailles
quelques pièces de choix à Mme de Pompadour,
qui avait, malgré son élévation, conservé des
rapports assez intimes avec la marchande.
Surprise de trouver Mme Gauthier dans un état
de santé aussi florissant, la marquise lui en
demanda la cause avec d'autant plus d'intérêt
qu'elle languissait elle-même de l'indisposition
dont son ancienne amie venait d'être si heureusement et si subitement guérie. En appre-
nant que l'effet en était dû aux Eaux d'Arlanc,
elle éprouva le désir assez naturel d'en faire
aussi usage. Mais si Mme de Pompadour était
dans un rang plus brillant que celui de Mme Gauthier, elle n'était pas aussi libre de ses actions.
Retenue par des intrigues de cour et par la
volonté du Roi, qui objecta les difficultés du
voyage à travers les montagnes d'Auvergne,
regardées alors comme inaccessibles, elle dut
renoncer à un déplacement qui rencontrait trop
d'obstacles; il fut convenu qu'on ferait venir
les Eaux d'Arlanc à Fontainebleau, où on les
prendrait pour se rapprocher un peu de la

source bienfaisante, et qu'on s'occuperait in-
cessamment d'une route qui en rendrait l'abord
plus facile. — Ainsi fut arrêté, dit-on, le projet
de la route qui passe maintenant à côté de ces
mêmes Eaux (1).

(1) Tiré des chroniques de la Cour de Louis XV.

CHAPITRE V.

Précautions qui doivent précéder l'usage des Eaux.

Il ne suffit pas d'indiquer un remède, il faut que les circonstances favorisent son activité et ses bons effets. On ne doit se déterminer à prendre les Eaux que d'après les conseils d'un Médecin instruit. Cette nécessité a été tellement sentie, que le Gouvernement désigne pour chaque Établissement un Médecin qui doit spécialement s'occuper d'étudier les propriétés des Eaux, et par là même se mettre en état de bien diriger la conduite que doivent tenir les malades. Personne, en effet, mieux que ce Médecin spécial ne connaît comment elles agissent et de quelles modifications leur emploi est susceptible. C'est lui qui doit prescrire à chacun le régime à observer, les préparations dont l'usage des Eaux doit être précédé ; c'est lui qui doit indiquer l'heure de la matinée où il convient le mieux de se rendre à la source, la quantité de verres que chacun doit boire, l'intervalle qu'il faut mettre entre chaque dose, le nombre de jours que l'on doit prendre les Eaux, la manière de terminer leur emploi ; c'est lui qui doit décider si elles seront administrées pures ou coupées, tièdes ou froides, et s'il faut y joindre des bains. Ceux qui regarderaient cette science comme chose facile se tromperaient gravement; car il ne s'agit pas de quelques règles générales qui peuvent s'appliquer à tout le monde, il s'agit de déterminer ce qui convient le mieux à chaque personne, à chaque âge, à chaque tempérament. Ce travail demande une connaissance parfaite de l'état du malade et une étude particulière des propriétés plus ou moins actives des Eaux. Nul Médecin ne peut avoir en cette matière une expérience aussi variée et aussi positive que celle que possède nécessairement le Médecin des Eaux, témoin et appréciateur des effets qu'elles produisent. On voit souvent les malades quitter les lieux où ils allaient chercher leur guérison parce qu'ils n'auront pas, dès les premiers jours, reconnu des effets salutaires. Mais peut-on croire que quelques jours suffisent pour guérir des affections qui datent le plus souvent de plusieurs mois, ou même de plusieurs années ? L'on ne doit s'attendre à des résultats satisfaisants qu'autant qu'on aura consacré à ce régime un temps convenable. Dans l'intention de hâter leur guérison, ou dans l'espoir de regagner plus promptement leurs foyers, beaucoup de malades prennent de grandes doses dès les premiers jours de leur arrivée ; plusieurs accidents peuvent être la suite d'une conduite si inconsidérée. C'est encore là un abus qu'on doit s'efforcer de détruire.

Les Eaux d'Arlanc ne conviennent pas à toutes les maladies, à tous les tempéraments : elles sont contraires aux constitutions éminemment nerveuses et irritables, elles ne sont pas bonnes dans les maladies aigües, surtout dans celles qui dépendent d'une phlegmasie ; on doit encore les défendre lorsqu'il existe un travail de dégénérescence tuberculeuse ou cancéreuse, dans les anévrismes du cœur, dans les congestions sanguines du poumon et du cerveau.

CHAPITRE VI.

Composition des Eaux d'Arlanc.

L'analyse quantitative des Eaux d'Arlanc nous a prouvé que les réactifs n'y décélaient qu'une quantité de fer très-faible et, pour ainsi dire, inappréciable ; tandis que, au contraire, on a trouvé au fond des bouteilles un dépôt considérable de peroxide de fer : ce qui donne à ces Eaux la double propriété d'être très-ferrugineuses sur les lieux, et seulement gazeuses loin de la source.

Un certain nombre d'observations recueillies avec soin dans le cours de l'année dernière, où une si grande affluence de Buveurs sont venus justifier la confiance que méritent ces Eaux, d'autres antérieures très-connues, l'analyse qui en a été faite avec une si scrupuleuse attention, enfin la comparaison que nous allons établir avec les autres Eaux les plus renommées, qui ont une très-grande analogie avec celles-ci, nous mettront à même de parler de leurs propriétés médicales.

COMPARAISON DES EAUX D'ARLANC

AVEC LES EAUX MINÉRALES LES PLUS EMPLOYÉES.

ANALYSE FAITE PAR M. BERGMANN.			PAR M. BARUEL.	
Eau de Seltz, 1 killogr.			Eau d'Arlanc.	
Acide carbonique libre	0 °	50 à 60 ᵐ	1 °	7,870 ᵐ
Carbonate de chaux.	0	4,013	0	1,460
—————— de magnésie	0	6,970	0	1,250
—————— de soude	0	5,665	0	2,720
Chlorure de sodium	2	5,850	0	0,440
Carbonate de fer. . . .	0	0,000	0	1,550
Silice.	0	0,000	0	2,500
Total. . . .	4	2,498	2	7,790

En établissant le rapport avec les Eaux de Seltz, si réputées pour leur qualité gazeuse, nous voyons un avantage énorme dans les Eaux d'Arlanc : 1° sous le point de vue de l'acide carbonique ; 2° en ce que l'Eau de Seltz contient plus de carbonate de chaux, et l'on sait que cette substance est loin d'être avantageuse dans les Eaux minérales. Quant au carbonate de fer, nous avons dit que le fer était précipité par le transport, de sorte que l'on a l'avantage de trouver cette substance dans l'eau prise à la source, et celui de ne plus l'y trouver dans l'eau prise comme boisson ordinaire.

La petite quantité de chlorure de sodium que contient l'Eau d'Arlanc, comparativement à celle de Seltz, la rend plus agréable pour l'usage journalier dans les repas.

ANALYSE FAITE PAR M. NICOLAS.			PAR M. BARUEL.	
Eau de Contrexeville, 1 killogr.			Eau d'Arlanc.	
Acide carbonique, *Quantité indéterminée.*			1 °	7,870 ^{m}
Carbonate de chaux, *Quantité indéterminée.*			0	1,460
Sulfate de chaux	0 °	2,713 ^{m}	0	0,000
—— de magnésie . .	0	0,271	0	0,000
Chlorure de sodium . . .	0	0,814	0	0,440
Carbonate de soude . .	0	0,000	0	2,720
—— de fer	0	0,271	0	1,550
—— de magnésie . .	0	0,000	0	1,250
Silice	0	0,000	0	2,500
Total . . .	0	4,069	2	7,790

L'Eau d'Arlanc est tellement supérieure à celle de Contrexeville qu'il n'est pas, je pense, nécessaire que je m'étende à ce sujet. Je ferai seulement cette remarque, que les substances qui, dans les Eaux de Contrexeville, se trouvent à l'état de sulfate, sont dans celles d'Arlanc à l'état de carbonate.

ANALYSE FAITE PAR M. BERGMANN.			PAR M. BARUEL.	
Eau de Spa, 1 killogramme.			Eau d'Arlanc.	
Acide carbonique	0 °	450 ^{m}	1 °	787 ^{m}
Carbonate de ■	0	077	0	155
—— de chaux. . .	0	201	0	146
—— de magnésie .	0	480	0	125
—— de soude . . .	0	201	0	272
Chlorure de sodium . .	0	027	0	044
Silice	0	000	0	250
Total . . .	1	436	2	779

Les Eaux d'Arlanc sont encore supérieures,
1° sous le point de vue du gaz acide carbonique,
qui est quatre fois plus considérable que dans les
Eaux de Spa ; 2° quant aux carbonates de chaux
et de magnésie, qui semblent prédominer dans
les Eaux de Spa. Nous ferons observer que ces
subtances sont loin d'être avantageuses.

ANALYSE FAITE PAR BERTHIER.			PAR M. BARUEL.	
Eau du Mont-d'Or (Source Bain-César).			Eau d'Arlanc.	
Acide carbonique. . .	0°	8,500 ᵐ	1°	7,870 ᵐ
Carbonate de soude . .	0	9,330	0	2,720
Clhorure de sodium	0	3,804	0	0,440
Sulfate de soude . . .	0	0,655	0	0,000
Carbonate de chaux	0	1,600	0	1,460
—— de magnésie	0	0,600	0	1,250
Silice.	0	2,100	0	2,500
Oxide de fer.	0	0,100	0	0,000
Carbonate de fer . .	0	0,000	0	1,550
Total . .	2	3,689	2	7,790

Ici nous retrouvons la silice comme dans les
Eaux d'Arlanc; mais celles-ci demeurent supérieures relativement à l'acide carbonique.
Quant aux autres substances, elles sont à peu
près dans les mêmes rapports.

Je dépasserais les limites dans lesquelles je
dois me renfermer, si j'établissais le rapport
des Eaux d'Arlanc avec toutes celles qui contiennent les mêmes principes dans des proportions peu différentes. Je me contenterai d'observer qu'il n'est aucune source qui soit aussi

riche en acide carbonique que celle d'Arlanc.

Quant aux Eaux de Vichy et de St-Nectaire, avec lesquelles elles ont la plus grande analogie, ce sont, de part et d'autre, les mêmes principes, quoique dans des proportions un peu différentes. Les Eaux d'Arlanc contiennent plus de fer et surtout plus de gaz acide carbonique et moins de carbonate de chaux que celles de St-Nectaire, qui ont une plus grande quantité de bicarbonate de soude et de carbonate de magnésie. Celles de Vichy contiennent aussi plus de souscarbonate de soude, plus de chlorure de sodium, que les Eaux d'Arlanc, qui ont pour elles d'avoir une plus grande quantité de fer, de magnésie, et surtout d'acide carbonique, et une quantité moins grande de carbonate de chaux.

Celles d'Arlanc conviennent dans un bien plus grand nombre de maladies. En boisson ordinaire, lorsqu'elles ne contiennent plus de fer, elles sont raffraîchissantes, calmantes, et constituent par conséquent un élément essentiel du traitement de la plupart des irritations, surtout gastriques. Celles de Vichy sont un médicament stimulant d'une grande violence, exclu par sa nature du traitement des phlegmasies, surtout aigües, et qui quelquefois pourrait être très-dangereux. On peut abuser de celles d'Arlanc sans avoir à craindre les mêmes inconvénients que pour celles de Vichy.

CHAPITRE VII.

Mode d'action : Effets primitifs et secondaires des Eaux d'Arlanc.

1° *Digestion.* — Ces Eaux donnent de l'énergie et de la force au système digestif. Les douleurs sourdes, les pesanteurs épigastriques, cet état de gêne et de malaise qui se prolonge plusieurs heures après avoir mangé, cessent par ce moyen. On éprouve dans la région épigastrique un sentiment de force et de bien-être qui semble se répandre ensuite dans tout le corps.

2° *Circulation.* — Ces Eaux rendent les contractions du cœur plus vigoureuses et plus énergiques. Le poulx devient plus fort, sans cependant augmenter sensiblement de fréquence et de vitesse. De là, la cessation de ces hémorrhagies asthéniques dont il est le siége.

3° *Absorption.* — L'action du système lymphatique s'exerce avec plus d'activité. La force tonique des vaisseaux absorbants augmente, leur contractilité se ranime et décide la résolution de ces engorgements chroniques qui ne doivent leur origine qu'à la faiblesse et au relâchement de cet appareil.

4° *Sécrétion.* — Les Eaux d'Arlanc activent le travail sécrétoire des glandes ; la sécrétion de la salive est augmentée. Les urines coulent avec profusion et sont même modifiées.

5° *Nutrition.* — Toutes les parties de l'économie prennent de la vigueur par ces Eaux, qui paraissent pénétrer tous les tissus et porter jusqu'aux limites de l'organisation leur influence salutaire. Le sang prend une couleur plus foncée ; les chairs deviennent plus fermes ; la pâleur disparaît.

6° *Sensations et Locomotion.* — Une ivresse légère, causée par le gaz acide carbonique, intervertit parfois momentanément les fonctions intellectuelles et sensoriales des individus qui boivent ces Eaux. Elles donnent aux idées une teinte riante, leur communiquent une gaîté douce et franche. Le corps est plus dispos, plus agile.

En réfléchissant aux effets de ces Eaux, nous restons convaincu que leur action est essentiellement fortifiante. Favorisées par elles, les digestions sont faciles ; le chyle est pourvu de bonnes qualités ; l'activité vitale remplace partout la langueur ; la fermeté succède à la laxité, l'appétit chasse le dégoût ; au lieu d'être pâle, jaunâtre, le teint devient coloré ; en un mot, toute l'économie semble métamorphosée.

Cette sorte de régénération s'opère d'une manière lente, graduée, insensible ; la vertu corroborante de ces Eaux est douce, insinuative, et ne donne point lieu à ces phénomènes d'exaltation vitale, aux mouvements fébriles, que suscitent les Eaux thermales.

CHAPITRE VIII.

Maladies dans lesquelles on peut avec le plus grand succès employer les Eaux d'Arlanc.

1° *Fièvres*. — C'est principalement dans les fièvres intermittentes anciennes, qui sont accompagnées d'engorgements chroniques du foie, de la rate, d'une teinte ictérique générale et d'un état de détérioration de tout le système, que l'on doit avoir recours à ces Eaux. Je joins souvent à l'usage des Eaux quelques pilules toniques pour les personnes qui n'ont que peu de jours à rester.

2° *Catarrhes chroniques*. — Les phlegmasies des membranes muqueuses ont une tendance particulière à passer à l'état chronique. Le tissu de ces membranes devient le siége d'une excrétion morbide dont la source est parfois intarissable. C'est dans ces écoulements passifs et invétérés que les Eaux répondent à l'attente des Médecins et aux vœux des malades. C'est ainsi que guérissent des diarrhées et des dyssenteries, des catarrhes chroniques de la vessie, des blennorrhées et des leucorrhées entretenues par une atonie générale. Dans le cours de la saison dernière, j'ai recueilli trois observations assez intéressantes de maladies de poitrine parfaitement bien guéries par l'usage de ces Eaux. Les trois personnes sur qui j'ai pris ces observations avaient depuis plusieurs mois des toux qui les fatiguaient beaucoup, et l'une d'entre elles se croyait phthisique. Après un examen scrupuleux de la poitrine, je les engageai à faire usage des Eaux d'Arlanc avec les précautions convenables ; car c'est surtout dans ces sortes de maladies qu'il faut, de la part du médecin, de l'attention et de la prudence ; et j'eus la satisfaction de voir mes espérances se réaliser. Après quinze jours passés aux Eaux, ces trois personnes regagnèrent leurs foyers parfaitement bien portantes.

3° *Hémorrhagies passives.* — Ces flux passifs procèdent d'une débilité, d'une atonie locale ou universelle. Le système capillaire, privé de sa tonicité, n'offre plus de résistance au sang qui y afflue ; de là, les hématuries, les ménorrhagies, les flux hémorroïdaux. On en détruit la cause en donnant du ton et de l'énergie au système exhalant. Les Eaux d'Arlanc remplissent bien cette indication.

4° *Aménorrhée atonique.* — Le défaut de sensibilité du système utérin, l'inertie des organes qui en est la suite, préparent les voies à cette espèce d'aménorrhée qui amène des lésions va-

riées du système nerveux, épilepsie, histérie,
et plus encore des désordres de la digestion.
La nutrition se dérange, et le malade tombe
dans la chlorose, état de langueur caracté-
risé par la pâleur, la bouffissure. Les Eaux
d'Arlanc conviennent particulièrement dans
cette maladie opiniâtre.

5° *Hypocondrie et Mélancolie.* — Les passions
tristes et concentrées, l'abus des plaisirs, les
excès de travail, la suppression du flux hémor-
rhoïdal ou des menstrues, rendent beaucoup
de personnes hypocondriaques et mélancoliques;
il faut, en remontant les forces, distraire le malade
par les agréments de la société, par des exercices
variés, par le séjour à la campagne, etc. Comment mieux parvenir à ce but que par un voyage
à ces Eaux dont l'emploi secondera d'une manière si avantageuse les bons effets du voyage?

6° *Névroses de la digestion.* — La gastrodinie,
la pyrosis, le vomissement, la dyspepsie, ont
le plus souvent pour cause une débilité de l'estomac qui réclame l'emploi des toniques : les
Eaux d'Arlanc, en relevant le ton de l'estomac, font en même temps disparaître des cé-
phalées opiniâtres, des flatulences incommodes
qui fatiguent tant les malades.

7° *Anaphrodisie.* — Les excès de l'onanisme,
en usant les ressorts des organes génitaux,

leur enlèvent toute espèce d'énergie, de vigueur;
l'individu se voit souvent condamné à l'impuis-
sance. Le traitement tonique est alors particulièrement indiqué ; l'emploi des Eaux martiales
a souvent réussi.

8° *Stérilité*. — Le tempérament lymphatique,
un embonpoint excessif, une inertie générale,
un état d'atonie du système utérin, une leu-
corrhée constitutionnelle, privent souvent la
femme du bonheur d'être mère. Toutes ces
causes peuvent être heureusement combattues
par les Eaux d'Arlanc.

9° *Scorbut*. — L'asthénie du système muscu-
laire, les hémorrhagies passives, la langueur,
l'abattement dans lesquels sont plongés les individus atteints de scorbut, annoncent la nécessité de combattre par les stimulants et les
toniques une adynamie funeste. Il est avanta-
geux de combiner l'usage des Eaux martiales
acidulées avec les anti-scorbutiques.

10° *Scrofules*. — Ces engorgements chroniques
sont le résultat de l'atonie du système lymphatique et de l'inertie générale. Par l'emploi de
ces eaux, on obtient la résolution des ganglions
engorgés; les fonctions reprennent de l'énergie,
la pâleur disparaît et les individus sont rendus
à la santé.

11° *Hydropisie.* — La débilité du système absorbant et le relâchement des exhalants amènent des œdèmes, des leucophlegmaties, des ascites. Ces Eaux, en ranimant la contractilité affaiblie, et en activant l'action des reins, sont fort utiles dans ces maladies purement atoniques.

12° *Affections calculeuses.* — Les expériences faites dans ces derniers temps par MM. Chevallier, Darcet, Petit, ont résolu cette question. Les Eaux martiales acidulées, par leur vertu diurétique, débarrassent les malades des graviers.

13° Toutes les maladies des articulations, rhumatismes, goutte, etc., sont avantageusement combattues par ces Eaux prises en boisson, bains, douches, etc.

14° Toutes les maladies de la peau cèdent aussi à l'emploi du même moyen, varié selon les cas.

15° Les Eaux d'Arlanc pourraient presque remplir toutes les indications que présentent les affections chroniques, et l'on doit leur donner la préférence sur beaucoup de médicaments plus ou moins composés qui sortent de chez le pharmacien.

Mais c'est surtout aux convalescents qui relèvent de longues et graves maladies, que ces

eaux, jointes aux soins hygiéniques, sont favo-
rables. Ces personnes sont assurées de trouver
leur rétablissement dans le séjour d'Arlanc.

Ainsi que nous l'avons dit, les Eaux minérales
d'Arlanc, après le transport, ne contiennent
plus de fer et ont une grande analogie avec les
Eaux de Seltz, sauf qu'elles contiennent moins
de chlorure de sodium et plus de carbonate de
soude, et surtout une bien plus grande quantité de gaz ; ce qui les rend beaucoup plus
agréables au goût.

On éprouve, après l'ingestion de ces eaux,
une sensation de fraîcheur et de bien-être dans
la région épigastrique. L'appétit s'accroît et la
digestion s'achève plus facilement.

L'Eau d'Arlanc est un stimulant, un tonique
plus léger que les eaux ferro-gazeuses. Elle irrite
moins facilement encore les tissus avec lesquels
on la met en contact, et elle joint à son action

tonique une vertu rafraîchissante et délayante.

On l'emploie avec beaucoup d'avantage dans tous les cas où les boissons froides, acidulées, rafraîchissantes, sont indiquées, comme dans le début de presque toutes les fièvres, mais surtout de celles dites bilieuses et muqueuses. Elle étanche merveilleusement la soif ; elle a l'avantage de s'opposer aux vomissements, qui sont si incommodes pendant le cours de ces maladies. Mais s'il existait des signes d'une vive irritation de l'estomac, il faudrait s'en abstenir.

Elle est principalement utile dans l'affection, le plus souvent symptômatique, désignée sous le nom de vomissements nerveux. La potion anti-émétique dite *de Rivière* est fondée sur ce principe.

Mais les Eaux acidules ne sont pas seulement utiles comme médicaments ; elles forment encore dans plusieurs contrées, notamment en Allemagne, où on les boit naturelles, et en Angleterre, où l'on est obligé de se contenter d'eaux factices, une des plus grandes jouissances, un objet de luxe et de sensualité. C'est surtout dans les colonies que se fait la plus grande consommation d'eaux acidules. Depuis quelques années l'usage en devient de plus en plus général en France.

Je n'ajouterai rien de plus à mon énumération des cas d'utile application des Eaux d'Arlanc. Quelque longue qu'elle puisse paraître, elle est courte en comparaison de ce qu'elle eût été si j'eusse suivi le plan de quelques traités particuliers sur diverses eaux minérales célèbres ; mais je n'ai voulu que poser quelques principes généraux, d'où l'on pourra facilement déduire les applications particulières.

Je termine ici les détails que j'ai voulu consigner sur les Eaux d'Arlanc. Tout Médecin qui croit avoir trouvé un moyen d'être utile à l'humanité, doit compte à la Société de sa découverte : voilà ce qui m'a fait entreprendre ce travail.

N. B. Pour se procurer des Eaux gazeuses d'Arlanc, aussi fraîches et aussi naturelles que possible, il faut s'adresser au Propriétaire, M. BRAVARD DERIOLS, Docteur Médecin à Arlanc, qui les fera expédier telles qu'elles sont prises à la Source, sans qu'elles aient subi aucune préparation.

On en trouvera également à ses Dépôts dans toutes les principales villes.

Les Malades, les Convalescents, les Femmes enceintes qui désireraient se retirer à la campagne, soit pour y trouver, par les agréments qu'elle offre, une tranquillité nécessaire à leur rétablissement, soit pour se rapprocher d'un Médecin, dont ils ont tous les jours besoin, trouveront dans la Campagne dont nous avons parlé, page 13, des Chambres propres et agréables. Ils auront au moins une fois par jour la visite du Médecin.

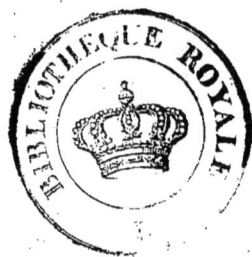